Für alle,
die sich einen Blick
für die Schönheit und die Liebe
zur Natur bewahrt haben.

Reinhard Schiller

Die Edelkastanie

Heilwirkung, Anwendung & Rezepte
nach Hildegard von Bingen

benno

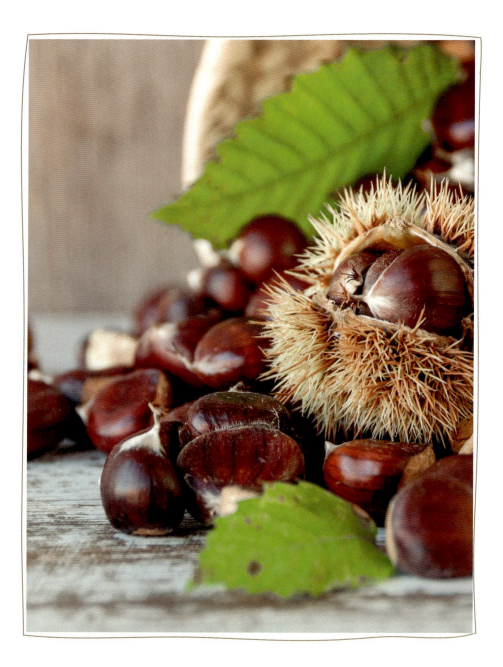

Vorwort

Wir sind ein Teil der Natur und nur mit und in ihr werden wir den tieferen Sinn unseres Lebens finden. Unser methodisches Denken verleitet uns jedoch immer wieder dazu, die Natur als gegebene Anhäufung von uns mehr oder weniger dienlichen und natürlich selbstverständlich vorhandenen Objekten anzunehmen, wobei wir uns selbst – überraschenderweise – als außerhalb der Natur befindlich betrachten, wie dies bereits Hildegard von Bingen bekundet: „Die ganze Schöpfung strebt nach ihrem Schöpfer und versteht offensichtlich, dass einer sie erschaffen hat, der Mensch jedoch ist ein Rebell und zerteilt seinen Schöpfer in viele Geschöpfe." Wir sind alle Geschöpfe des Universums, durch die Erschaffung von ein und demselben Schöpfer durch unsichtbare Bande miteinander verbunden zu einer großen, sich gegenseitig helfenden und inspirierenden Lebensgemeinschaft. So werfen wir nun einen Blick – nicht zuletzt auch durch die Augen Hildegards – auf die Esskastanie, die mit ihren heilenden Eigenschaften der Schöpfung zu Hilfe kommen will. Dieses Buch möchte nicht als wissenschaftliche Abhandlung über die Esskastanie verstanden sein. Vielmehr ist es dazu gedacht, den Blick auf einen Baum zu lenken, der sowohl für den Menschen als auch für Tiere überaus nützlich und heilsam sein kann – sofern man weiß, wie seine Heilkräfte nutzbar gemacht werden.

Reinhard Schiller

Inhalt

Allgemeines über die Esskastanie

Aussehen 12

Herkunft und Verbreitung 13

Nützliche Bestandteile

Die Blätter 16

Die Blüte 17

Das Holz 19

Die Früchte 22

Die medizinische Anwendung

Der gesamte Text 28

Das Wesen der Kastanie 30

Entschlackung 32

Kräftigung 36

Gehirnnahrung 38

Herzstärkung 40

Leberstärkung 42

Milzstärkung 44

Magenstärkung 46

Tiergesundheit I 48

Tiergesundheit II 50

Rezepte

Heiße Maronen 54

Maronigemüse 55

Kastanienspätzle 56

Maroninudeln 57

Kastanien-Dinkel-Brot 58

Kastanien-Konfitüre 59

Maronisuppe mit Gemüse 60

Maronisuppe mit Rotwein 61

Bandnudeln mit Kürbis und Maronen 62

Putenrollbraten mit Maronenfüllung 64

Edelkastanien-Fenchel-Pastete 66

Dinkel-Kastanien-Waffeln 68

Maroniflädchen 69

Maronencreme 70

Kastanienschokokugeln 71

Nachwort **73**
Bezugsquellen für Esskastanienprodukte **74**
Weiterführende Literatur **75**
Register der medizinischen Indikationen **76**

Allgemeines über die Esskastanie

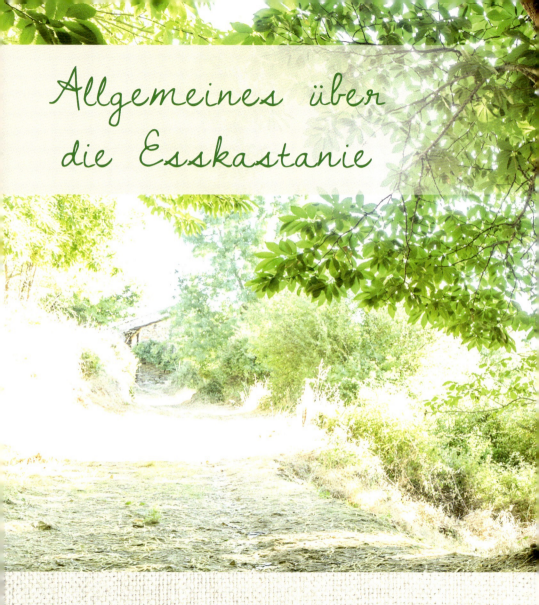

Die Esskastanie (Castanea sativa), Edelkastanie, Röstkastanie oder Maroni, wie sie auch genannt wird, gehört in die Familie der Buchengewächse.

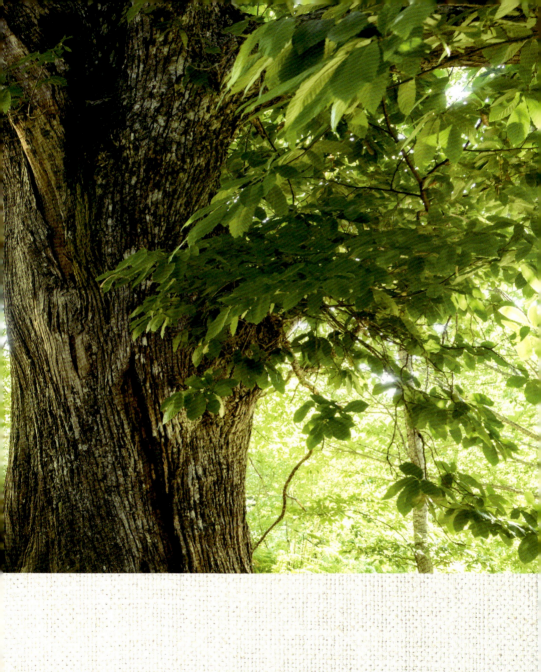

Aussehen

Die Esskastanie ist einer unserer imposantesten und schönsten Laubbäume. Je nach Standort und Klima erreicht sie eine Höhe von bis zu 35 Metern, in kühleren Regionen nördlich der Alpen fallen die Exemplare etwas kleiner aus. Der Durchmesser der Krone, die bei einzeln stehenden Bäumen in der Regel sehr tief am Stamm ansetzt, kann dabei 16 Meter und mehr erreichen. Der Umfang des Stammes liegt bei 1–2 Meter. Die Laub-

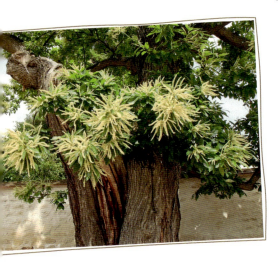

blätter erscheinen im Mai. Sie sind länglich, walzenförmig, 10–25 cm lang, haben eine rundliche Basis und sind am Rand scharf gezähnt. Die Spitzen der Zähne zeigen nach vorne zur Blattspitze. Auf der Oberseite sind sie derb ledrig sattgrün glänzend, auf der Unterseite blassgrün, matt. Im Herbst verfärben sich die Blätter leuchtend goldgelb bis bräunlich gelb und geben dem Herbst eine farbenprächtige Kulisse, bevor sie abfallen. Die Blüten erscheinen im Juni und Juli, wenn keine Spätfröste mehr zu erwarten sind. Besonders auffällig sind die männlichen Blütenstände, die in länglichen Kätzchen am Baum hängen. Die weiblichen Blütenstände hingegen sind eher unscheinbar. Die Rinde der Esskastanie ist in seiner Jugend glatt, wird aber im Laufe der Jahre rissig und weist im Alter lange, tiefe Längsfurchen auf. Esskastanien erreichen in Mitteleuropa ein Alter von ca. 200–600 Jahren. In Süd- und Westeuropa hingegen können sie 500–1000 Jahre und sogar bis 2000 Jahre alt werden. Das vermutlich älteste, bekannteste und größte Exemplar seiner Art ist der Castagno dei Cento Cavalli (Kastanienbaum der 100 Pferde). Der mehrstämmige Baum steht auf Sizilien am Hang des Aetna. Sein Alter wird auf ca. 2000 Jahre geschätzt. Sein Umfang wird mit über 60 Metern angegeben.

Herkunft und Verbreitung

Man nimmt heute an, dass die Esskastanie ursprünglich in Kleinasien (Türkei) und jenseits des Kaukasus im heutigen Georgien und Armenien beheimatet war. Von dort aus soll sie vor Christi Geburt nach Griechenland und später dann in den Süden Italiens und nach Spanien gekommen sein. Für die Verbreitung nördlich der Alpen sorgten vermutlich die Römer. Bei ihren Eroberungsfeldzügen haben sie Pflanzen ihrer Heimat in die neuen Provinzen exportiert und dort als Nahrungsgrundlage kultiviert. Andere frühzeitliche Forschungen sprechen aber dafür, dass die Esskastanie bereits in der Jungsteinzeit in Mitteleuropa heimisch war, durch die Eiszeit aber aus diesem Gebiet verdrängt wurde. Das größte Verbreitungsgebiet der Esskastanie ist heute im Mittelmeerraum, in Asien und vereinzelt in den Gebirgen Nordafrikas. Nördlich der Alpen findet man die Esskastanie gerne in wärmeren Regionen, insbesondere in den Gebieten, in denen auch Wein angebaut wird, wie im Rheingau, an der Mosel, der Nahe, der Saar und dem Main sowie im westlichen Schwarzwald, im Odenwald und im Taunus.

Nördlich der Alpen gedeiht sie bis in eine Höhe von ca. 700 m ü NN, wohingegen sie in den wintermilden Lagen Südtirols bis in eine Höhe von ca. 1300 m zu finden ist. Wenn die Esskastanie in südlicheren und wärmeren Gebieten, wie im Rheinland, auch in Hochwäldern vorkommt, so sind es in den kühleren Regionen eher die einzeln stehenden Bäume (Solitärbäume), die gerne als Zierbaum in Gärten und Parks angepflanzt werden. Für sie ist es wichtig, einen möglichst windgeschützten und sonnigen Standort zu haben. Nur so können sie ihre Früchte ausbilden. Ist das Klima zu kühl, bleiben die Fruchthüllen leer. Aufgrund ihrer Wärmebedürftigkeit benötigt sie das ganze Jahr über ein eher mildes Klima, wenn sie auch Temperaturen im Winter von bis zu -25°C überstehen kann. Auf sehr trockenen wie auch auf sehr nassen Böden kann sie jedoch nicht gedeihen. Zudem verträgt sie keine Spätfröste sowie allzu extreme Temperaturschwankungen.

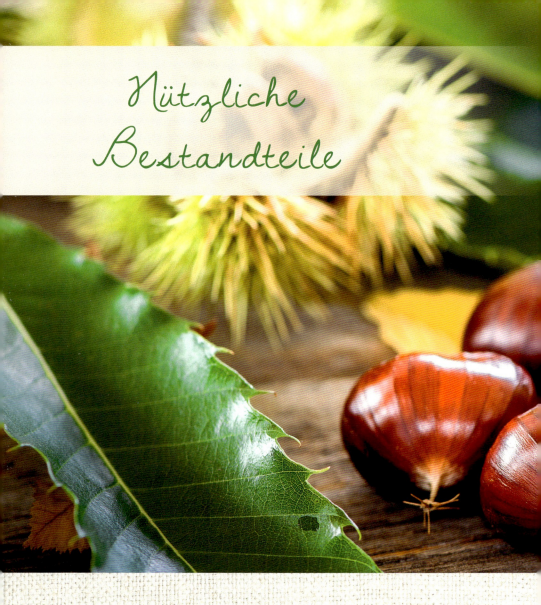

Nützliche Bestandteile

Betrachten wir die Esskastanie in ihrer Gesamtheit, so werden wir feststellen, dass dieser Baum auf vielfältigste Weise nützlich ist. Der Nutzen liegt sowohl beim gesamten lebenden Individuum, seiner Blüte, den Früch-

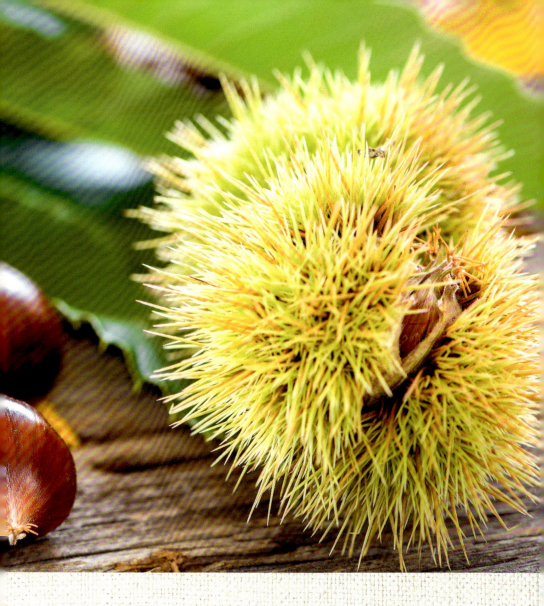

ten, der Rinde und nicht zuletzt den Blättern als auch bei seinem Holz und den daraus gefertigten Gegenständen.

Die Blätter

Beginnen wir beim ganzen Baum. Schon im Frühjahr, wenn die Blätter mit ihrem zarten Grün zu sprießen beginnen, ist es eine Freude, das Herannahen der warmen Jahreszeit zu erahnen und zu erleben. In der warmen, sonnigen Jahreszeit erfrischt er uns mit seinem angenehmen Schatten. Wer sich im Sommer im Schatten eines Baumes oder eines Waldes ausgeruht hat, wird unschwer den Unterschied zwischen dem Schatten unter einem lebendigen Baum und dem Schatten unter einem Sonnenschirm oder einem anderen künstlichen Sonnenschutz bemerkt haben. Die Kronen der Bäume halten durch ihr dichtes Blätterdach nicht nur die kräftigen Sonnenstrahlen von uns ab, die Blätter verdunsten zudem Wasser, was uns den Schatten als angenehm frisch und belebend erleben lässt. Im Herbst wiederum spielt das Herbstlaub der Esskastanie mit seinen warmen gelbgoldenen Farben. Anhäufungen der im Herbst abgefallenen Blätter können Kleintieren und Nagern als Winterquartier dienen und später, wenn sie von Mikroben und Kleinstlebewesen zersetzt werden, sind sie ein hervorragender Dünger für den Boden.

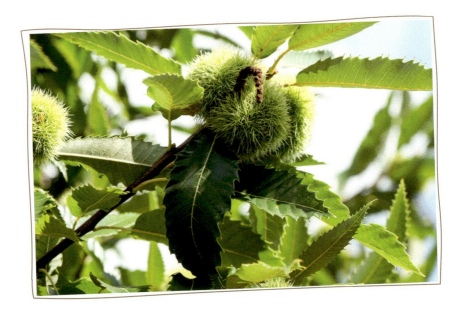

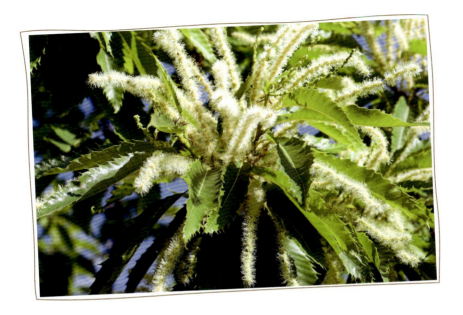

Die Blüte

Die Esskastanie blüht im Juni/Juli, wenn keine Nachtfröste mehr zu erwarten sind. Die weiblichen Blüten sitzen am basalen und damit steiferen Teil des Kätzchens und sind eher unscheinbar, wohingegen die männlichen gelben Blüten sich büschelförmig in langen Kätzchen am Baum zeigen und dadurch auch das Erscheinungsbild des Baumes während der Blüte verändern. Die Blüte fällt durch einen eigentümlichen, häufig als unangenehm empfundenen Geruch auf, der auf – von der Blüte gebildetes – Trimethylamin (Fischgeruch) zurückzuführen ist. Hierdurch locken sie zum einen verschiedenste Käfer und Insekten, aber auch Honigbienen zur Bestäubung an. Die Bienen finden in den männlichen Blüten Blütenstaub (Pollen), der für die Aufzucht des Bienennachwuchses sehr wichtig ist, und in ihren weiblichen Blüten Nektar, den sie zu Honig weiterverarbeiten. Der aus den Blüten der Esskastanie gewonnene Honig hat einen würzigen und leicht bitteren Geschmack.

Von der Warte eines Imkers aus gesehen ist die Esskastanie nicht zuletzt durch ihre lang andauernde Blüte ein wichtiger Nektar- und Pollenspender in einer Jahreszeit, in der die große Hauptblüte beendet ist und somit auch das größte Nahrungsangebot der Natur für unsere Bienen versiegt ist. Um dem Baum eine sichere Bestäubung zu gewährleisten, ist es unumgänglich, dass wenigstens zwei Esskastanienbäume in unmittelbarer Nähe zueinander gepflanzt werden. Man geht heute davon aus, dass die Esskastanie sowohl vom Wind als auch von Insekten bestäubt wird. Die Bäume haben jeder für sich sowohl männliche als auch weibliche Blüten auf einem Baum, sind aber für sich selbst unfruchtbar oder selbststeril, das heißt, sie können sich nicht – wie andere Bäume – selbst bestäuben und somit auch aus sich heraus keine eigenen Früchte hervorbringen. Dies sollte man stets bedenken, wenn man Maronibäume pflanzt, um später Esskastanien ernten zu können.

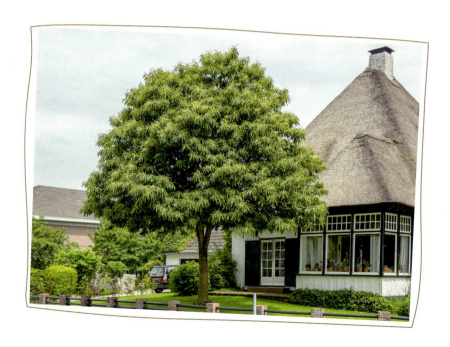

Das Holz

Das Holz der Esskastanie ist mittelschwer. Sein Gewicht wird mit 1060 kg/m³ für frisch geschlagenes Holz, 630 kg/m³ für luftgetrocknetes Holz angegeben, in getrocknetem Zustand wiegt 1 m³ ca. 590 kg. Es gehört neben dem Holz der Robinie oder Scheinakazie zu den dauerhaftesten Hölzern Europas. Aufgrund seiner Inhaltsstoffe und der Verschließung (Verthyllung) seiner Tracheen (Bahnen für den Wassertransport) im Kernholz ist es auch dauerhafter als das Holz der Eiche. Freilandbauten aus Esskastanienholz erreichen eine Standdauer von bis zu 50 Jahren und finden in den Bergen zum Schutz vor Lawinen unter anderem in der Lawinenverbauung und der Abstützung von Hängen ihre Anwendung. Im Weinbau haben Pfähle aus Esskastanienholz als Stützen für die Rebstöcke eine lange Tradition. Auch für den Hausgarten oder das Eigenheim gibt es umweltfreundliche Produkte aus der Esskastanie, zum Beispiel der Gartenzaun aus Hanichel (Stangen oder

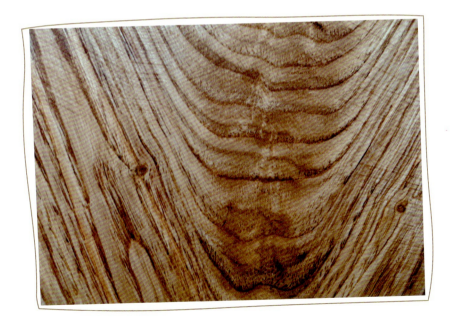

Stecken) aus Esskastanienholz. Vorgefertigte Staketenzaunelemente werden an in den Boden geschlagenen Zaunpfählen befestigt und bilden so einen dauerhaften natürlichen Schutz für den eigenen Hausgarten oder eine Eingrenzung für das eigene Grundstück. Auch Spielgeräte auf Kinderspielplätzen werden aus Esskastanienholz gefertigt. Auch Holzbildhauer, wie der Bad Wörishofener Künstler Heinrich Wolf, verwenden ihr dauerhaftes Holz für Skulpturen und Kunstobjekte, die im Freien der Witterung ausgesetzt sind.

Dauerhaftigkeit der Holzarten:

Klasse	Holzart	Dichte (kg/m³)	Splintbreite (cm)	Herkunft
1 (sehr dauerhaft)	Teak	680	2–5	SO-Asien
1–2	Robinie	740	2	D; Europa
2	Esskastanie	590	1	D; Europa
	Bongossi	1060	2–5	Afrika
	Eiche	710	2–5	D; Europa
2–3	Sippo	640	5–10	WO-Afrika
3	Douglasie	530	2–5	N-Amerika
3–4	Lärche	510	2–5	D; Eurpoa
	Kiefer	520	2–10	D; Europa
	Douglasie	600	2–5	D; Europa
4 (nicht dauerhaft)	Fichte, Tanne	460		D; Europa
5 (vergänglich)	Buche	710		D; Europa

Die Angaben für die Dauerhaftigkeit gelten nur für das Kernholz der jeweiligen Holzart. Das Splintholz aller Holzarten ist als nicht dauerhaft anzusehen. Die Dichte der Holzarten ist als ein Mittelwert bei ca. 12% Holzfeuchte anzusehen.

Sowohl die Robinie als auch die Esskastanie dürfen im Außenbereich aufgrund ihrer natürlichen Haltbarkeit bei ständigem Erd- und/oder Wasserkontakt auch ohne chemischen Holzschutz verwendet werden. Dadurch können sie am Ende ihrer langen Nutzung völlig problemlos, rückstandsfrei und ohne schädliche Umweltbelastung in den natürlichen Stoffkreislauf entweder durch Verbrennung oder Verrottung zurückgeführt werden. Somit sind sie eine absolut zeitgemäße, umweltgerechte und schadlose Alternative zu chemisch imprägniertem Hölzern, Metall- oder Betonpfosten.

Doch nicht nur im Außenbereich wird das Holz der Esskastanie verwendet. Sein Holz wird zu Furnieren sowie zu Brettern für den Möbel- und Innenausbau, für Türrahmen, Fenstersimse, Einbauschränke oder Wandvertäfelungen verarbeitet .Zudem ist es ein wertvoller Rohstoff für die Herstellung von Holzfässern. Sowohl im Möbel- und Innenausbau als auch für die Herstellung aller anderen langlebigen Holzprodukten sollte man stets das Splintholz entfernen und nur das beständigere Kernholz verwenden, wie es bei der oben stehenden Tabelle bereits erwähnt wurde. Neben den bisher genannten Anwendungsbereichen wird das Holz der Esskastanie auch im Schiffsbau sowie als Energieholz genutzt. Bei der Nutzung als Energieholz wird der Baum nach ca. 20 Jahren auf den Stock gesetzt. Dabei treibt der Baumstumpf anschließend wieder neu aus und bildet neue Schosse, die in ca. 20 Jahren wieder abgeerntet werden können. Neben den bisher beschriebenen Verwendungszwecken wurden das Holz und die Rinde der Esskastanie früher in der Lederverarbeitung benötigt, weil Rinde und Holz den dazu benötigten Gerbstoff zur Gerbung lieferten.
Abgesehen von wärmeren Regionen in Deutschland, wie in Weinanbaugebieten, spielt die Esskastanie im übrigen Bundesgebiet bisher keine große Rolle in forstlichen Belangen. Durch die steigende Nachfrage nach hochwertigem, dauerhaftem Holz aus der Region oder heimischer Produktion wird es wohl in Zukunft zusehends interessanter, in der Forstwirtschaft auch auf die Esskastanie zu setzen, wo immer dies vom Klima her sinnvoll und möglich ist.

Die Früchte

Vor allem in Frankreich und Italien werden Esskastanien ihrer Nüsse wegen angebaut. Es gibt die verschiedensten Sorten, die sich sowohl vom Wachstum als auch von den Nüssen her unterscheiden. Je nach Sorte kann uns die Esskastanie schon nach 5 bis 30 Jahren nach ihrer Pflanzung mit ihren Früchten versorgen. Das macht sie dann – je nach Sorte und Standort – die nächsten 200 bis 1000 Jahre. Es werden von den Baumschulen verschiedene Sorten angeboten, wobei die großfruchtigen an überwiegend warmen, windgeschützten und sonnigen Lagen gut gedeihen. Kleinfruchtige Sorten benötigen zwar auch einen guten Standort, sind aber nicht so empfindlich und auch nicht so anspruchsvoll wie ihre großfruchtigen Geschwister. Um für den Baum eine sichere Bestäubung zu gewährleisten, ist es nötig – wie bereits erwähnt –, dass wenigstens zwei Esskastanienbäume in unmittelbarer Nähe zueinander gepflanzt werden. Steht der Baum alleine, wird er zwar seine stachligen Fruchthülsen ansetzen, in ihnen werden sich auch Nüsse bilden, die jedoch leer oder hohl bleiben. Hat eine Befruchtung stattgefunden, dann bilden sich die Esskastanien aus. Die mit vielen spitzen Stacheln besetzten anfangs grünen, später braunen Fruchthüllen – oder Keschtnigl (Kastanienigel), wie sie auch genannt werden – platzen Mitte September bis Mitte Oktober auf und geben die auf einer Seite abgeflachten Nüsse frei. Meist handelt es sich um ein bis drei Nüsse in einer Fruchthülle. Um die Nüsse voll ausreifen zu können, benötigt der Baum über den Sommer verteilt entsprechend viel Wärme. Die reifen Nüsse fallen – wenn die Fruchthülle aufgeplatzt ist – zu Boden und können dann aufgelesen und gegessen werden. Aber auch die ganzen Fruchthüllen mit den darin befindlichen Maronen werden vom Baum abgeworfen. Tiere, wie z. B. das Eichhörnchen oder der Eichelhäher, lieben die Maronen und legen sich Vorräte für den Winter an. Wird so ein Winterlager vergessen, keimen die Maronen im nächsten Frühjahr und es entsteht so ein neuer Baum. Auf diese Weise helfen die Tiere mit, die Esskastanie weiterzuverbreiten. Der Volksmund kennt viele Namen für die Früchte der Esskastanie. Ob sie als Maronen, Kastanien oder Keschdn bezeichnet werden, ist letztendlich einerlei. Maronen sind sehr nährstoffreich und überaus sättigend. Sie dienten in schlechten Zeiten vor allem der armen Landbevölkerung als Notnahrung, um im Winter nicht zu verhungern. Sie haben einen sehr hohen Gehalt an Kohlehydraten (ca. 40%), der Fettgehalt hingegen liegt bei nur ca. 2%, was im Vergleich zu anderen Nüssen sehr niedrig ist. Die Maronen können sowohl roh als auch gekocht, gebraten oder am

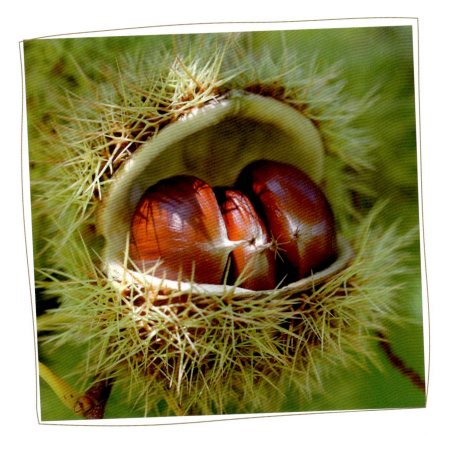

Feuer geröstet verzehrt werden. Auch als pikante Beilage zu Fleischgerichten werden sie gerne serviert. Zudem lassen sich Süßspeisen oder Tortenfüllungen aus dem Mehl der Maronen bereiten. Als Besonderheit wird in kleinen Brauereien im In- und Ausland auch Maroni-Bier gebraut. Die Eigenherstellung von Maroni-Bier verlangt ausreichendes Wissen und allgemeine Vorkenntnisse im Brauen von Bier, wohingegen sich die Nüsse ohne tiefgreifendes Vorwissen zu Kastanienlikör verarbeiten lassen. Rezepte für die Herstellung von Maroni-Bier und Kastanienlikör finden sich im Internet. Werden die Maronen roh gegessen, sollte auch die braune behaarte Haut, die an den weißen Nüssen haftet, entfernt werden. Das geht am besten, wenn man die Maronen schält und die anhaftende Haut mit den Härchen ein wenig abtrocknen lässt. Dabei erhärtet das Häutchen und kann dann leichter entfernt werden. Will man die Maronen kochen, backen oder braten, so ist es ratsam, die Schale an der flachen Seite einfach oder kreuzweise einzuschneiden. Hierzu verwendet man üblicherweise ein Maronimesser. Dieses wird speziell zu diesem Zweck hergestellt. Es hat eine kurze, gebogene, spitze und sehr scharfe Klinge und sollte daher stets mit der gebotenen Vorsicht gehandhabt werden.

Unterlässt man das Einschneiden, so kann es vorkommen – und es wird vorkommen –, dass die Maroni im Bratrohr lautstark explodieren und der Inhalt der Nüsse sich im ganzen Backrohr verteilt.

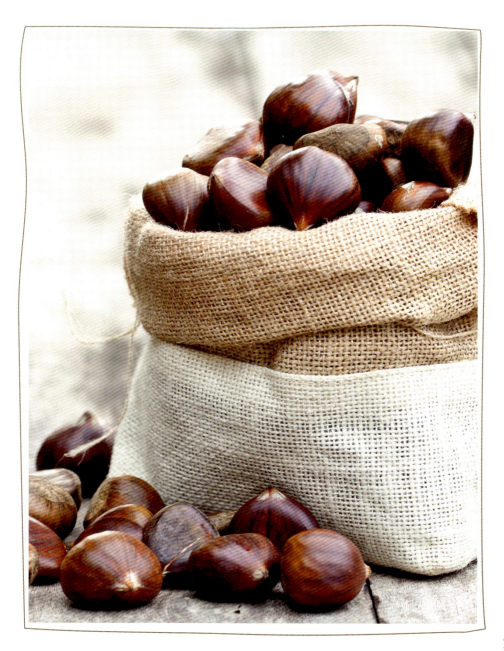

Die medizinische Anwendung

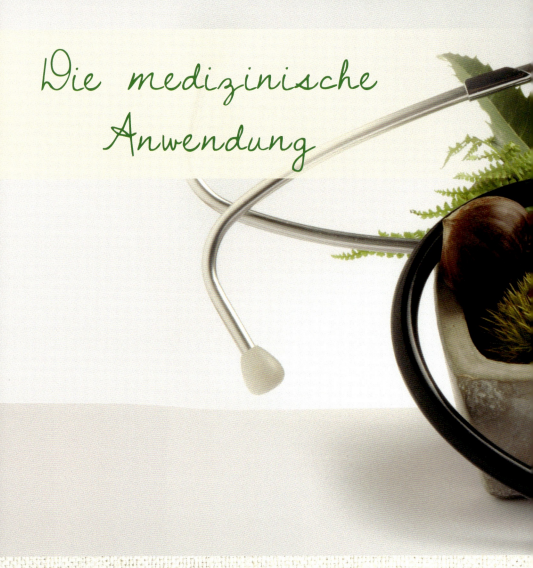

Bei Hildegard von Bingen finden wir in ihrer naturheilkundlichen Schrift „Physica" im Buch der Bäume eine ausführliche Beschreibung über die Heilkräfte, die im Maronibaum schlummern und wie wir diese nutzbar

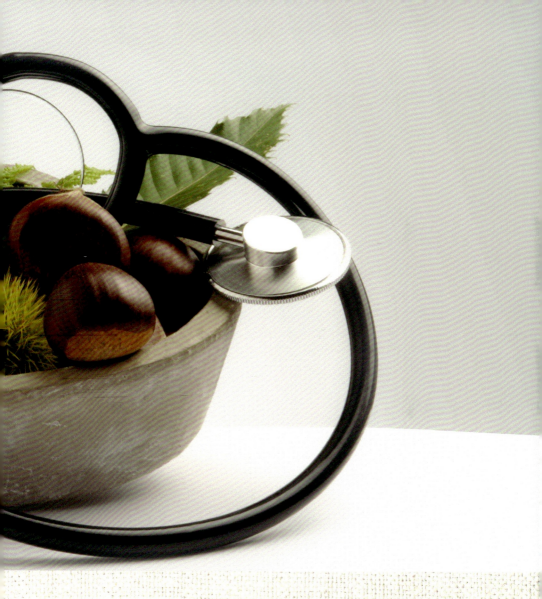

machen können. Vor jeder Selbstmedikation muss jedoch ein Arzt oder Heilpraktiker zu Rate gezogen werden, um Fehldiagnosen auszuschließen und somit gesundheitlichen Schaden zu vermeiden!

Hier zunächst der gesamte Text der heiligen Hildegard zur Edelkastanie:

„Der Kastanienbaum (Kestenbaum) ist sehr warm, dennoch hat er große Vorzüge, die dieser Wärme beigemischt sind, und er bezeichnet das Unterscheidungsvermögen. Und was in ihm ist und auch seine Frucht ist nützlich und gegen jede Schwäche, die im Menschen ist.
Ein Mensch aber, der vergichtet ist und daher jähzornig ist, weil die Gicht immer mit dem Jähzorn einhergeht, der koche die Blätter und die Fruchthülsen in Wasser und mache sich mit diesem Absud ein Dampfbad und das mache er oft und die Gicht in ihm wird weichen und er wird ein sanftes Gemüt bekommen. Die gute Wärme und die guten Kräfte der Kastanie besänftigen nämlich den Sturm der Gicht und die Schwere im Gemüt. Das Dampfbad vermindert seine (schlechten) Säfte, weil die im Stein natürlich vorkommende Feuchtigkeit die schädlichen Säfte austreibt, wenn der Stein im Feuer ausgetrocknet und mit anderem milden Wasser übergossen wird.
Und wenn eine Seuche (schelmo) das Vieh tötet, zerstoße seine Rinde und lege sie so in Wasser, damit dieses davon den Geschmack annimmt, und gib es oft den Pferden, Eseln, Rindern, Schafen und Schweinen und allem anderen Vieh in der Tränke und die Krankheit (schelmo) wird von ihnen ablassen und sie werden geheilt.
Wenn aber ein Pferd oder ein Rind oder ein Esel oder irgendein beliebiges Haustier etwas Schädliches gefressen hat, gib ihm die Blätter des Kastanienbaumes zu fressen, wenn es sie fressen kann, oder wenn es sich weigert, sie zu fressen, pulverisiere diese Blätter und gib dieses Pulver in Wasser und gib es ihm oft in diesem Trank und es wird geheilt, denn wegen der guten Wärme und der guten Kräfte in diesem Baum wird jenes Übel in diesem Tier von ihm weichen. Ein Mensch aber, der aus seinem Holz einen Stock macht und diesen in seiner Hand trägt, sodass sich seine Hand davon erwärmt, dem werden durch diese Erwärmung die Adern und alle Kräfte seines Körpers gestärkt. Und nimm den Duft dieses Holzes oft auf und dies trägt zur Gesundheit deines Kopfes bei.
Aber ein Mensch, dessen Gehirn vor Trockenheit leer ist und er daher im Kopf geschwächt wird, der soll die inneren Kerne dieses Baumes in Wasser kochen und nichts anderes hinzufügen

und wenn das Wasser ausgeschüttet ist, soll er diese (Kerne) oft sowohl nüchtern als auch nach dem Essen häufig zu sich nehmen und sein Gehirn wächst und wird gefüllt, seine Gefäße (senadern) werden stark und so wird der Schmerz in seinem Kopf verschwinden. Denn die Kerne sind warm, und wenn sie in Wasser gekocht werden, nehmen sie sanfte Kräfte von der Wärme des Wassers auf und werden dadurch verstärkt, und so füllt und heilt ihr Saft das Gehirn dessen, der sie isst.

Und wer am Herzen leidet, sodass es ihm nicht in (gewohnter) Stärke dient und der dadurch traurig wird, der esse diese Kerne oft roh und dies gießt seinem Herzen einen Saft ein, der wie Schmalz ist, und so wird es in der Stärke Fortschritte machen und die (Lebens-)Freude wieder erhalten, weil die gute Kraft der Maronen das Versagen des Herzens beseitigt und den Menschen am Herzen kräftigt.

Aber auch wer an der Leber Schmerz empfindet, der zerquetsche diese Kerne oft und lege sie so in Honig und esse sie oft mit diesem Honig und seine Leber wird geheilt werden, denn ihre Wärme, vermischt mit der Wärme des Honigs, mildert die Kälte, durch welche die Leber geschwächt wird.

Wer aber an Schmerzen in der Milz leidet, der röste diese Kerne vorsichtig am Feuer und esse sie dann oft mäßig warm (lauwarm), und die Milz wird warm und strebt zu vollkommener Gesundheit, weil die gute Wärme, angeregt durch die Wärme des Feuers, jenen Schmerz in seine Grenzen weist.

Aber auch wer im Magen leidet, koche diese Kerne stark in Wasser und die gekochten Kerne zerdrücke er in diesem Wasser, damit daraus ein Brei entsteht, und dann mische er etwas Weizenmehl mit etwas Wasser, in einer Schüssel, das heißt, schlage es zusammen, und gib Süßholzpulver und etwas weniger Pulver von der Engelsüßwurzel dazu, und so koche er dies erneut mit den vorgenannten Kernen und bereite ein Mus (einen Brei) und darauf esse er es, und es wird seinen Magen reinigen und warm und kräftig machen."

Das Wesen der Kastanie

„Der Kastanienbaum ist sehr warm, dennoch hat er große Vorzüge, die dieser Wärme beigemischt sind, und er bezeichnet das Unterscheidungsvermögen (discretionem signat). Und was in ihm ist und auch seine Frucht ist nützlich und gegen jede Schwäche, die im Menschen ist."

Hildegard schreibt in ihrer Physica vielen Bäumen spezielle Wesensmerkmale zu. Die Tanne zum Beispiel bezeichnet die Tapferkeit oder Stärke (fortitudo). Sie kann 60–80 Jahre im Unterholz wachsen, wo sie schlechte Lichtverhältnisse und einen stark eingeschränkten Lebensraum hat, ohne dabei abzusterben. Die Tapferkeit zeichnet sich dadurch aus, dass sie nicht aufgibt und stirbt, wenn die Lebensumstände nicht förderlich für sie sind, sondern geduldig darauf wartet, bis ihre Zeit gekommen ist, um dann umso kräftiger zu wachsen. Und wie der Ölbaum die Barmherzigkeit, die Eibe die Freude, und die Esche den guten Rat symbolisiert, so bezeichnet der Maronibaum die discretio. Wie aber soll man den Begriff discretio sinnvoll und für das Wesen dieses Baumes treffend ins Deutsche übertragen? Vergleicht man die Synonyme im Deutschen für das Wort Diskretion, so stößt man auf Begriffe wie: Takt, Treue, Feingefühl, Verschwiegenheit, Anstand und Zuverlässigkeit. Mit der direkten Übersetzung des lateinischen Wortes, Unterscheidungsvermögen, hingegen sind Begriffe wie Urteilskraft, Geisteskraft und Denkvermögen verbunden. Ob der

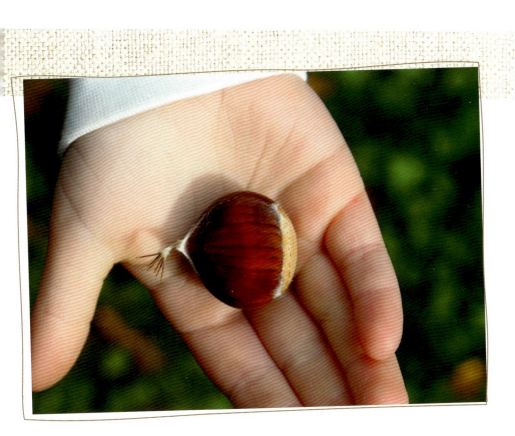

Begriff „Unterscheidungsvermögen" den Wesenskern der Esskastanie trifft, bleibt rätselhaft. Die weitere Beschäftigung mit der Esskastanie wird zeigen, was Hildegard mit dem Begriff discretio wirklich gemeint hat. Wichtig ist jedoch, dass die Heilige uns im letzten Satz dieses ersten Abschnittes darauf hinweist, dass alles, was wir an der Esskastanie finden und verwenden, als allgemeines Stärkungs- und Heilmittel für Mensch und Tier dient.

Entschlackung

„Ein Mensch aber, der vergichtet ist und daher jähzornig ist, weil die Gicht immer mit dem Jähzorn einhergeht, der koche die Blätter und die Fruchthülsen in Wasser und mache sich mit diesem Absud ein Dampfbad und das mache er oft und die Gicht in ihm wird weichen und er wird ein sanftes Gemüt bekommen. Die gute Wärme und die guten Kräfte der Kastanie besänftigen nämlich den Sturm der Gicht und die Schwere im Gemüt. Das Dampfbad vermindert seine (schlechten) Säfte, weil die im Stein natürlich vorkommende Feuchtigkeit die schädlichen Säfte austreibt, wenn der Stein im Feuer ausgetrocknet und dann mit anderem mildem Wasser übergossen wird."

Indikation: Gicht, Jähzorn, Schwermut, Rheuma, Arthritis, Arthrose, u. s. w., letztendlich alle schmerzhaften körperlichen Beschwerden, die mit Ungeduld, innerer Unruhe und Jähzorn einhergehen, aufbrausendes Gemüt

Rezept: ca. 20 grüne Blätter der Esskastanie, 3–5 Fruchthülsen, 5–7 Liter Wasser

Die Blätter und die Fruchthülsen werden ca. 10 Minuten in Wasser gekocht. Anschließend seiht man das Wasser ab und macht mit diesem Absud ein Dampfbad. Als Steine zum Aufguss eignen sich entweder Ziegelsteine oder die im Fachgeschäft erhältlichen Saunasteine. Andere Steine, wie z. B. Flusskieselsteine, sind als Aufgusssteine ungeeignet, weil diese splittern können, wenn auf die aufgeheizten Steine der Absud gegossen wird. Hildegard beschreibt nicht, dass es notwendig wäre, dass es während der Behandlung im

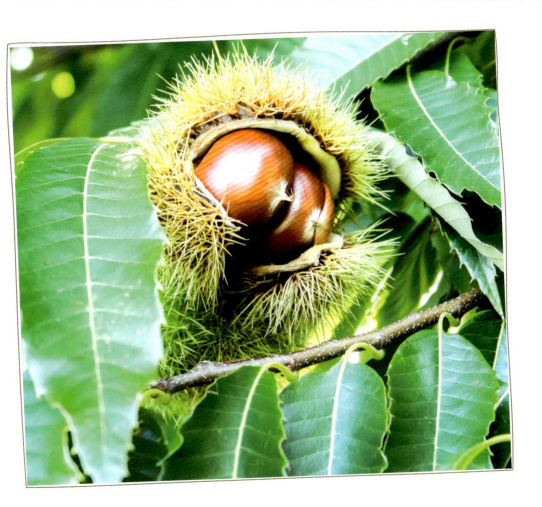

Dampfbad sehr heiß sein sollte. Wer die heiße Sauna nicht verträgt, kann auch bei niedrigeren Temperaturen dieses Dampfbad machen. Lediglich die Steine müssen so heiß sein, dass die Flüssigkeit verdampft und dieser Dampf den Raum erfüllt. Eine „Verdampfung" des Absudes mit Ultraschallzerstäubern dürfte für die Wirkung der Anwendung nicht zum Ziel führen, weil für die Aktivierung der Abkochung und die Übertragung der Wirkstoffe auf den Menschen offensichtlich Wärme notwendig ist. Diese Anwendung sollte zu Beginn der „Saunakur" wenigstens 3–5-mal pro Woche mit je zwei Saunagängen durchgeführt werden, um möglichst rasch einen positiven Effekt zu verspüren und ihn auf Dauer zu erhalten. Später wird es genügen, sich dieser Anwendung 1–2-mal wöchentlich auszusetzen.

Dies ist die erste beschriebene Heilanwendung Hildegards bei der Esskastanie.

Wer Menschen mit Gicht kennt, der wird die Aussagen Hildegards bestätigen können. Menschen mit Gicht sind in der Regel äußerst ungeduldig und auch jähzornig, Jähzornige haben in der Regel die Gicht, doch keine Regel ohne Ausnahme. Es ist symptomatisch für einen Menschen mit Gicht, dass er keine oder nur wenig Geduld für sich und andere Menschen aufbringen kann. Letztlich ist der Jähzorn die Gicht auf der seelischen Ebene und die Gicht ist der Jähzorn auf der körperlichen Ebene. Wer diese Belastung loswerden will, hat mit dieser Anwendung Hildegards ein gutes Mittel zur Hand, aber auch andere Heilmittel aus dem reichhaltigen Angebot aus der Hildegard-Heilkunde können eine rasche Linderung bringen, wie z. B. der Jaspis, das Sellerie-Mischpulver, der Aderlass oder das blutige oder nasse Schröpfen.

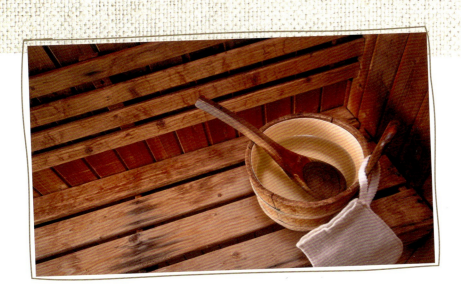

Durch den Jähzorn wird im Körper ein Stoff gebildet, den Hildegard als Schwarzgalle bezeichnet. Dieser Stoff kann ursächlich dafür mitverantwortlich sein, wenn bei einem Menschen unheilbare oder zumindest schwer zu behandelnde Krankheiten auftreten. Der Begriff „Psychosomatik" wird von Hildegard nicht erwähnt, aber sie beschreibt hier das fatale Wechselspiel zwischen körperlichen und seelischen Befindlichkeiten, die sich ohne Behandlung gegenseitig immer mehr aufschaukeln und verstärken können. Vor allem aber zeigt sie uns einen Weg, wie dieser Teufelskreis durchbrochen werden kann (siehe auch Kapitel „Schwarzgalle" bei Hildegard von Bingen im Buch: „Ursachen und Behandlung der Krankheiten").

Kräftigung

„Ein Mensch aber, der aus seinem Holz einen Stock macht und diesen in seiner Hand trägt, sodass sich seine Hand davon erwärmt, dem werden durch diese Erwärmung die Adern und alle Kräfte seines Körpers gestärkt. Und nimm den Duft dieses Holzes oft auf und dies trägt zur Gesundheit deines Kopfes bei."

Indikation: körperliche Schwäche, Schwäche der Gefäße, mangelnde Kopfgesundheit, als unterstützendes Heilmittel bei allen organischen Erkrankungen, die sich im oder am Kopf abspielen, wie zum Beispiel: Schwachsichtigkeit, Gehörverlust, Verlust des Geruchs- und Geschmackssinns …

Rezept: frisch geschnittener Stab aus dem Holz des Esskastanienbaumes

Das Maroniholz in der Hand halten und ab und zu an dem frischen Holz riechen. Getrocknetes Holz gibt nur sehr wenig Duftstoffe ab, daher ist es ratsam, frisches Holz für diese Anwendung zu verwenden. Es wäre auch denkbar, Stiele von Arbeitsgeräten oder die Griffe von Schubkarren aus Maroniholz zu fertigen, damit die Menschen, die damit arbeiten, noch kräftiger werden und noch mehr arbeiten können. Für unsere Heilanwendung wird es wohl genügen, wenn wir einen kurzen und nicht allzu dicken Ast vom Baum abschneiden, diesen in der Hand halten und öfter daran riechen.

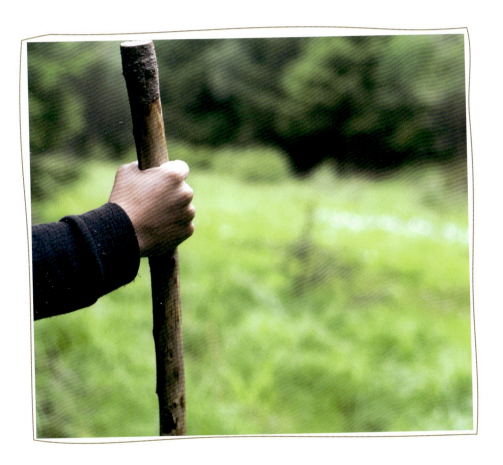

Gehirnnahrung

„Aber ein Mensch, dessen Gehirn vor Trockenheit leer ist und er daher im Kopf geschwächt wird, der soll die inneren Kerne dieses Baumes in Wasser kochen und nichts anderes hinzufügen und wenn das Wasser ausgeschüttet ist, soll er diese (Kerne) oft sowohl nüchtern als auch nach dem Essen häufig zu sich nehmen und sein Gehirn wächst und wird gefüllt, seine Gefäße (senadern) werden stark und so wird der Schmerz in seinem Kopf verschwinden. Denn die Kerne sind warm, und wenn sie in Wasser gekocht werden, nehmen sie sanfte Kräfte von der Wärme des Wassers auf und werden dadurch verstärkt, und so füllt und heilt ihr Saft das Gehirn dessen, der sie isst.“

Indikation: Denkschwäche, Burn-out, cerebrale Durchblutungsschwäche, Hypotonie, Migräne, Kopfschmerz, Lernschwäche, Nervenleiden, brüchige Gefäße, zusätzlich unterstützend bei Depressionen und allen Indikationen, die auch im vorherigen Abschnitt beschrieben wurden

Rezept: 5–15 Maronen je Mahlzeit

Die Maronen werden kreuzweise eingeschnitten und dann 10–15 Minuten in Wasser gekocht und geschält. Um eine Wirkung zu erzielen, sollte man dies mindestens einen Monat lang täglich durchführen.

Die Anzahl der Esskastanien richtet sich in erster Linie nach dem Appetit dessen, der die Maroni essen soll. Da diese sehr sättigend sind, werden kleine, schmächtige Personen mit wenig Appetit mit 4–6 Stück je Mahlzeit auskommen, wohingegen gute Esser durchaus 10–15 Stück je Mahlzeit

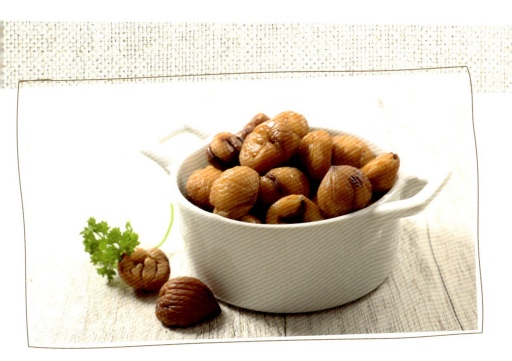

benötigen können. Hiervon sollte die eine Hälfte der Maroni vor und die andere Hälfte nach jeder Mahlzeit gegessen werden.

Ein Abschnitt, der in diesem Text ins Auge fällt, ist die Beschreibung, dass das Gehirn vor Trockenheit leer sein kann, dann aber durch den Genuss der gekochten Maroni wieder gefüllt sein wird und wächst. Eine ausreichende Menge an täglicher Flüssigkeitszufuhr kann möglicherweise vorbeugend dieser inneren Trockenheit entgegenwirken.

Herzstärkung

„Und wer am Herzen leidet, sodass es ihm nicht in (gewohnter) Stärke dient und der dadurch traurig wird, der esse diese Kerne oft roh und dies gießt seinem Herzen einen Saft ein, der wie Schmalz ist, und so wird es in der Stärke Fortschritte machen und die (Lebens-)Freude wieder erhalten, weil die gute Kraft der Maronen das Versagen des Herzens beseitigt und den Menschen am Herzen kräftigt."

Indikation: Traurigkeit, Depression, Herzschwäche, Herzschmerz im weitesten Sinn, Liebeskummer, Verzagtheit, allgemeine körperliche Schwäche …

Rezept: rohe Esskastanien

Mehrmals täglich mehrere rohe Esskastanien zu oder nach den Mahlzeiten essen. Im Gegensatz zu den gekochten Maroni gibt Hildegard hier nicht an, wann die rohen Maroni verzehrt werden sollen. In ihrem medizinischen Werk „Ursachen und Behandlung der Krankheiten" schreibt Hildegard im Kapitel über die Heilmittel (Von den Gewürzen) dass diese „mit Brot oder auch in Wein oder mit irgendeiner anderen Speisezutat und nur in seltenen Fällen von einem noch nüchternen Menschen aufgenommen werden sollen". Hier bedeutet das: die rohen Maroni zu oder nach der Mahlzeit essen.

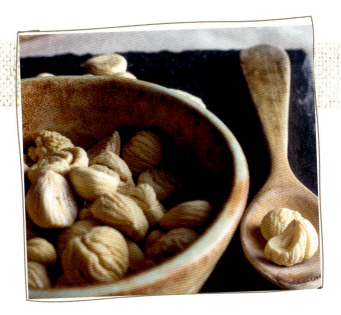

Wer schon einmal rohe Maroni gegessen hat, der weiß, dass auch die braune, mit vielen feinen Härchen besetzte Haut mit entfernt werden soll, weil es sehr unangenehm werden kann, wenn diese mit verzehrt wird. Sie reizt den Gaumen und vor allem den Rachen und provoziert dadurch häufig Hustenanfälle und Atemnot. Am einfachsten lässt sich diese Haut entfernen, wenn man sie, nachdem die harte Schale entfernt wurde, etwas antrocknen lässt, dann ist sie in der Regel leicht abzuziehen. Bei etwas älteren Nüssen ist diese behaarte Haut manchmal schon etwas vorgetrocknet und brüchig und geht dann wie von selbst ab. Auch in diesem Abschnitt zeigt Hildegard eine Verbindung zwischen organischem Leiden und seelischem Empfinden und Leiden auf. Traurigkeit oder Depression kann – so Hildegard – auch durch eine organische Fehlfunktion oder Schwäche des Herzens ausgelöst werden.

Leberstärkung

„Aber auch wer an der Leber Schmerz empfindet, der zerquetsche diese Kerne oft und lege sie so in Honig und esse sie oft mit diesem Honig und seine Leber wird geheilt werden, denn ihre Wärme, vermischt mit der Wärme des Honigs, mildert die Kälte, durch welche die Leber geschwächt wird."

Indikation: jede Art von Leberschwäche, Schmerzen im Leber-Gallebereich, Hämorrhoiden, Lebervergrößerung, …

Rezept: ca. 100 g geschälte und zerstoßene rohe Maroni, 400 g Honig

Den Honig leicht erwärmen und da hinein die frisch zerstoßenen Esskastanien einrühren. Davon mehrmals täglich 1–2 Teelöffel voll nach den Mahlzeiten essen. Diese Zubereitung kann relativ schnell zu gären beginnen, weshalb sie stets frisch zubereitet werden soll. Werden größere Mengen hergestellt, so ist es ratsam, diese in kleinen Portionen einzufrieren und nur die Menge für eine Woche aufzutauen und im Kühlschrank aufzubewahren. Wem die Arbeit mit dem Schälen und dem Zerkleinern der Maroni zu schwerfällt, der kann statt der selbst zerkleinerten Maroni auch das im Handel erhältliche Esskastanienmehl verwenden. Dazu nimmt man 100 g Esskastanienmehl und 400 g Honig. Der Honig wird erwärmt, bis er leicht flüssig wird. Das Maronimehl in eine Schüssel geben und dann löffelweise den Honig in das Mehl einrühren, nicht anders herum. Wer es trotzdem anders versuchen will, sei schon vorab gewarnt, denn er hat schon während der Arbeit mit stark verklumptem Maronimehl im Honig zu kämpfen. Maronihonig ist in der Hildegard-Heilkunde das Leberheilmittel erster Wahl. Es schmeckt gut, ist einfach selbst herzustellen und verdirbt nicht, wenn er mit Maronimehl hergestellt wurde.

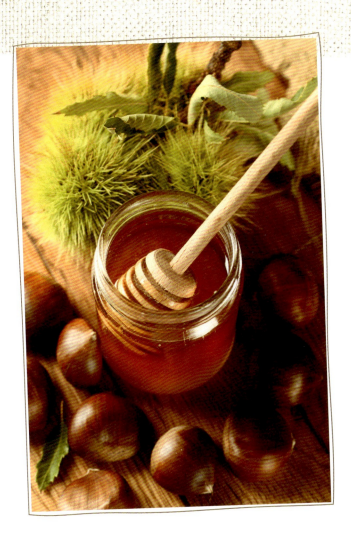

Milzstärkung

„*Wer aber an Schmerzen in der Milz leidet, der röste diese Kerne vorsichtig am Feuer und esse sie dann oft mäßig warm (lauwarm), und die Milz wird warm und strebt zu vollkommener Gesundheit, weil die gute Wärme, angeregt durch die Wärme des Feuers, jenen Schmerz in seine Grenzen weist.*"

Indikation: Milzschmerz, Splenomegalie …

Rezept: frische Esskastanien

Die Esskastanien kreuzweise einschneiden und am Feuer rösten. Davon sollten mehrmals täglich ein paar Maroni warm gegessen werden, die aber stets frisch zubereitet werden. Die Menge der Maroni richtet sich zum einen nach der Größe der Esskastanien und zum anderen nach dem Appetit dessen, der sie essen soll.
Im Herbst und um die Weihnachtszeit stehen die Maronibräter häufig auf Weihnachtsmärkten und bieten gebratene Maroni an. Ein Genuss, den man sich nicht entgehen lassen sollte und der auch eine heilsame Wirkung auf den Körper hat, in jedem Fall sind die Maroni heilsamer als der sonst so beliebte Glühwein. Wer die Maroni selbst braten will, sollte keinesfalls vergessen, diese vor dem Braten kreuzweise einzuschneiden, um ein Explodieren der Nüsse zu verhindern.

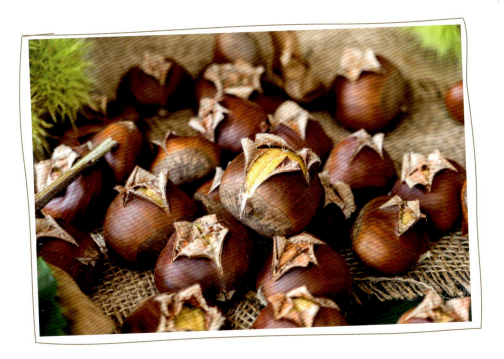

Magenstärkung

„Aber auch wer im Magen leidet, koche diese Kerne stark in Wasser und die gekochten Kerne zerdrücke er in diesem Wasser, damit daraus ein Brei entsteht, und dann mische er etwas Weizenmehl mit etwas Wasser in einer Schüssel, das heißt, schlage es zusammen, und gib Süßholzpulver und etwas weniger Pulver von der Engelsüßwurzel dazu, und so koche er dies erneut mit den vorgenannten Kernen und bereite ein Mus (einen Brei) und darauf esse er es, und es wird seinen Magen reinigen und warm und kräftig machen."

Indikation: Magenschmerz, Magengeschwür, Sodbrennen, unklare Bauchschmerzen …

Rezept: 5 Esskastanien, Wasser, 2 Esslöffel Weizenfeinmehl, 2 Messerspitzen Süßholzpulver, 1 Messerspitze Engelsüßpulver

Die geschälten Maroni werden weich gekocht und anschließend zu Brei zerdrückt. Mit dem Feinmehl, dem Süßholzpulver und dem Engelsüßpulver und etwas Wasser einen dünnen breiartigen Teig herstellen. Dieser Brei wird in die kochende Maronibrühe eingerührt und nochmals aufgekocht – fertig. Diese Zubereitung kann sowohl als Brei als auch mit mehr Wasser, etwas flüssiger, als Suppe zubereitet werden. Wem das Schälen und Zerquetschen der gekochten Maroni zu viel Mühe bereitet, der kann statt der ganzen Maroni auch Maronimehl nehmen, um den Maronibrei herzustellen. Dazu rührt man etwas Wasser langsam in das Maronimehl ein, sodass es nicht klumpt, gibt unter Rühren die restliche Menge Wasser zu und verfährt dann weiter wie im Text angegeben.

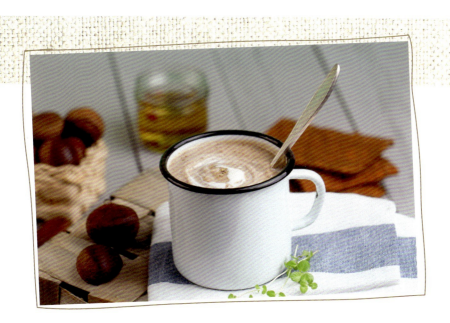

Diese Zubereitung wird man in Gourmetrestaurants wohl kaum finden, denn sie hat keinen sehr guten Geschmack, ist aber trotzdem, oder gerade deswegen, sehr wirksam. Wen die Menge an Engelsüß und Süßholzpulver geschmacklich überfordert, der kann die Menge noch weiter verringern, und zwar so weit, bis das „Süppchen" für ihn oder sie leidlich genießbar ist. Bei Hildegard ist in diesem wie auch in vielen anderen Rezepten keine exakte Menge der Esskastanien sowie der Kräuterpulver angegeben, lediglich das Mengenverhältnis zueinander – Süßholzpulver und weniger Engelsüßpulver – muss eingehalten werden, damit dieses Mittel seine Heilwirkung entfalten kann.

Tiergesundheit

„Und wenn eine Seuche (schelmo) das Vieh tötet, zerstoße seine Rinde und lege sie so in Wasser, damit dieses davon den Geschmack annimmt, und gib es oft den Pferden, Eseln, Rindern, Schafen und Schweinen und allem anderen Vieh in der Tränke und die Krankheit (schelmo) wird von ihnen ablassen und sie werden geheilt."

Indikation: Mit der Klärung oder Zuordnung des Begriffs „Schelmo" haben wir heute unsere Schwierigkeit, weil er keiner uns bisher bekannten Krankheit oder keinem bekannten Erreger zuzuordnen ist. In jedem Fall handelt es sich um eine „Erscheinung" oder eine Seuche, die für die genannten Haustiere in der Regel tödlich enden wird, wenn sie damit in Berührung kommen. Die beschriebenen Tiere, die von der Seuche getötet werden, sind allesamt Säugetiere. Wir erfahren vom Text her leider nicht, ob nicht auch das Geflügel mit dieser Anwendung kuriert werden kann. Es werden auch keine genaueren Symptome beschrieben, die bei dieser Krankheit auftreten. Bei derart dramatischen Erkrankungen wird heutzutage in der Regel vor allem der Veterinär zurate gezogen, um die Tiere bestmöglich zu therapieren. Zusätzlich, sozusagen als begleitende oder flankierende Maßnahme, kann natürlich die hildegardische Behandlung unterstützend dazu eingesetzt werden, um den Tieren eine Erleichterung in ihrem Leiden zu verschaffen.

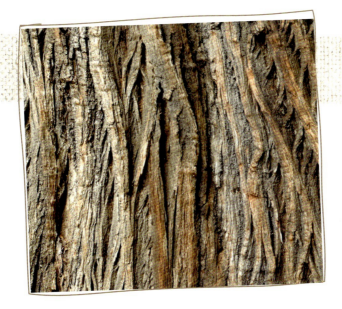

Rezept: Rinde vom Kastanienbaum, Wasser

Wer kleinere Äste oder Zweige vom Esskastanienbaum verwendet, hat es einfacher, die noch relativ dünne Rinde anzustoßen, damit sie frei liegt, um ihren Geschmack an das Wasser abzugeben. Dazu kann man diese dünnen Äste auf einen sauberen, festen Untergrund legen, etwa eine dicke Stein-, Holz- oder eine Metallplatte, um dann mit einem Holzschlegel, einem Klüpfel oder einem Hammer die Rinde durch Draufschlagen zu quetschen. Diese Äste werden dann nach dem „Anschlagen" in einen größeren Trog mit Wasser gegeben und eventuell mit einem Stein beschwert, damit das Wasser den Geschmack von der gequetschten Rinde annimmt, und dann den Tieren als Trank angeboten. Dies macht man üblicherweise so oft und solange, bis die Tiere wieder gesund sind.

Tiergesundheit II

„Wenn aber ein Pferd oder ein Rind oder ein Esel oder irgendein beliebiges Haustier etwas Schädliches gefressen hat, gib ihm die Blätter des Kastanienbaumes zu fressen, wenn es sie fressen kann, oder wenn es sich weigert, sie zu fressen, pulverisiere diese Blätter und gib dieses Pulver in Wasser und gib es ihm oft in diesem Trank und es wird geheilt, denn wegen der guten Wärme und der guten Kräfte in diesem Baum wird jenes Übel in diesem Tier von ihm weichen."

Indikation: Das zweite Heilmittel für Haustiere scheint eine eindeutige Indikation aufzuweisen: „Wenn ein Haustier etwas Schädliches gefressen hat." Auch in diesem Fall wird wohl der Veterinär an erster Stelle das Tier behandeln, denn allem Anschein nach handelt es sich hier auch um eine Vergiftung mit entsprechend giftigen Pflanzen oder anderen Substanzen. Aber, wie auch beim vorigen Rezept, kann man das hildegardische Heilmittel unterstützend zur Therapie des Tierarztes anwenden.

Rezept: frische oder getrocknete Esskastanienblätter oder Pulver von getrockneten und pulverisierten Esskastanienblättern

Dazu werden den Tieren frische oder getrocknete Blätter zum Fressen vorgelegt. Wenn sie nicht fressen wollen oder können, so wird man etwas Esskastanienblattpulver in Wasser mischen und dies den Tieren eingeben. Im Hildegardtext wird nicht genau beschrieben, ob es sich bei den Blättern um Frischware handeln muss oder ob auch getrocknete Blätter dieselbe Wirkung haben. Ein Versuch ist es in jedem Fall wert.

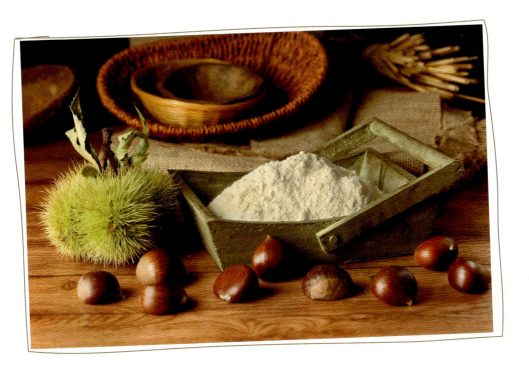

Rezepte

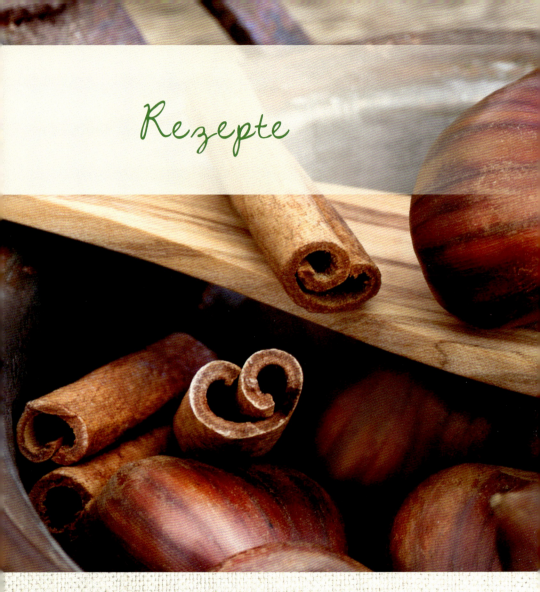

Nun folgen noch ein paar Rezepte, um die vielfältige Verwendbarkeit der Esskastanie zu zeigen. Die Palette reicht von gebratenen, gekochten und rohen Maroni, wie bereits im Hildegardtext erwähnt, zu einfachen Suppen, Beilagen, Nachspeisen, Gebäck und anderen Süßigkeiten.

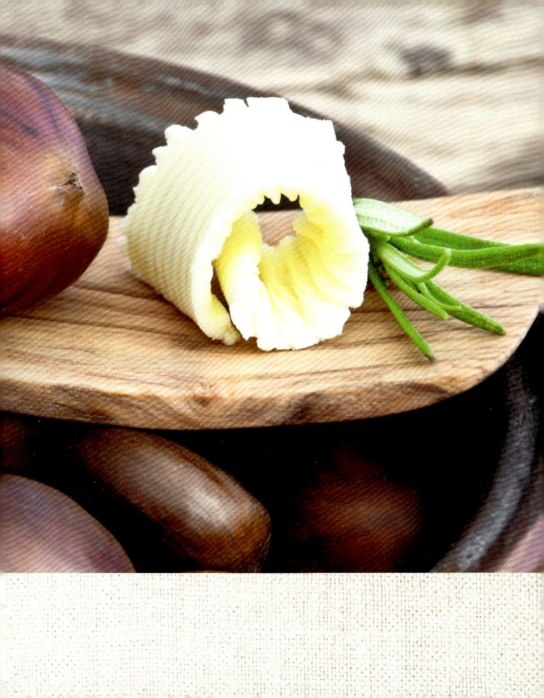

Heiße Maronen

Zutaten

- 1500 g frische Esskastanien
- 2 l Wasser
- 2 EL Salz

Zubereitung

1. Die Kastanien auf der gewölbten Seite kreuzförmig einkerben und für etwa 30 Minuten in Salzwasser legen.

2. Die nassen Kastanien auf ein Backblech legen und bei 220 °C im Backofen rösten. Die Esskastanien sind fertig, wenn die Schalen aufplatzen.

3. Anschließend die Kastanien in ein Küchentuch geben und einige Minuten ruhen lassen, bis sie etwas abgekühlt sind.

Tipp: Nicht zu lange, mit dem Verzehr warten, denn die Schalen lösen sich umso leichter, je heißer die Esskastanien noch sind.

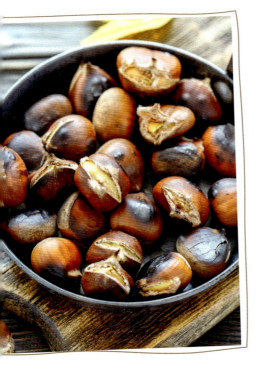

Maronigemüse

Zutaten

- 1 Zwiebel
- 1 EL Butter
- 500 g Maroni (fertig gekocht, geschält und vakuumiert)
- 1 EL Dinkelmehl
- 125 ml Rotwein
- Gewürze: Bertram, Galgant, Quendel
- Salz

Zubereitung

1. Die Zwiebel klein hacken und mit der Butter goldgelb anbraten.

2. Die Kastanien dazugeben und etwas anrösten.

3. Die Kastanien mit Dinkelmehl bestreuen und alles kräftig Farbe annehmen lassen.

4. Mit dem Rotwein ablöschen und würzen.

5. Die Kastanien dünsten, bis sie ganz weich sind und eine sämige Sauce entsteht.

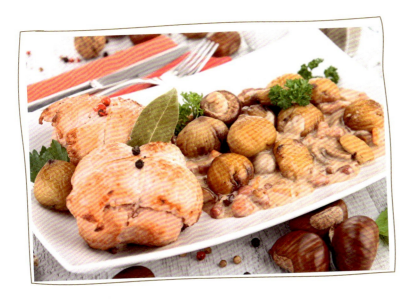

Kastanienspätzle

Zutaten

- 200 g Kastanienmehl
- 200 g Dinkelweißmehl
- 4 Eier
- ca. 200 ml Wasser
- 1 TL Salz

Tipp: Die Spätzle eignen sich gut als Beilage zu Wildgerichten, als Grundlage für Käsespätzle oder als Hauptgericht, angebraten mit reichlich glasierten Zwiebel und Butter, gewürzt mit Salz und frischer Petersilie.

Zubereitung

1. Mehle, Eier, Wasser und Salz zu einem glatten Teig rühren und diesen 30 Minuten quellen lassen.

2. Ca. 3 l Salzwasser aufkochen und den Teig mit dem Spätzlehobel oder der Spätzlepresse in das kochende Salzwasser eintropfen lassen. Die Spätzle sind fertig, wenn sie an der Wasseroberfläche schwimmen.

3. Mit dem Sieblöffel herausheben, mit kaltem Wasser abschrecken und abtropfen lassen.

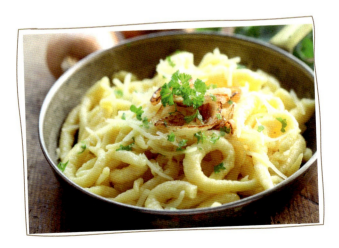

Maroninudeln

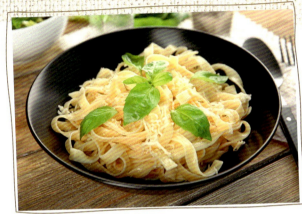

Zutaten

Für 4 Portionen
- 200 g Dinkelmehl
- 100 g Kastanienmehl
- 2 Eier
- 3 Eigelb
- 1 TL Salz

Zubereitung

1. Mehlsorten in eine Schüssel sieben. Eier und Eigelbe dazugeben, dann 1 TL Salz.

2. Alles mit den Knethaken oder in der Küchenmaschine vermengen.

3. Auf der Arbeitsfläche den Teig kräftig kneten, sodass er am Ende glatt und homogen ist. Test: Wenn Sie einen Finger in den Teig drücken und er ohne zu kleben wieder herauszuziehen ist, ist der Teig perfekt.

4. In Frischhaltefolie wickeln und im Kühlschrank 1 Std. ruhen lassen.

5. Den Teig vierteln und nacheinander verarbeiten: mit den Händen flacher drücken und bei Stufe 1 durch die Walzen der Pastamaschine drehen. Zusammenklappen und erneut durchdrehen. Dies wiederholen, bis eine schön dünne Teigplatte entstanden ist, dabei die Walzen immer enger stellen (bis Stufe 6 oder 7).

6. Die Teigplatten auf der bemehlten Arbeitsfläche auslegen, mit Mehl bestäuben und dann wenden, um das Mehl auf beiden Seite gut zu verteilen. Ist der Teig nach wenigen Minuten grifffest (er klebt nicht mehr an den Fingern), die Teigplatten locker aufrollen und mit dem Messer in die gewünschte Nudelbreite schneiden.

7. Die Nudeln in kochendem Salzwasser in 2–3 Min. al dente kochen.

Kastanien-Dinkel-Brot

Zutaten

- 200 g Maroni (fertig gekocht, geschält und vakuumiert)
- 100 ml Wasser
- 1/2 Würfel Frischhefe
- 1 EL Flohsamenschalenpulver
- 400 ml lauwarmes Wasser
- 300 g Ur-Dinkelmehl T1050/ Dinkelvollkornmehl
- 100 g Kastanienmehl
- 1 EL Essig
- 2 TL Salz

Zubereitung

1. Kastanien mit 100 ml Wasser pürieren.

2. Hefe in 200 ml lauwarmem Wasser auflösen und das Flohsamenschalenpulver in die restlichen 200 ml Wasser einrühren. (Das ist sehr wichtig, sonst wird der Teig zu weich!)

3. Mit allen Zutaten in eine Schüssel geben und zu einem gleichmäßigen Teig verkneten. Ist der Teig zu fest, dann noch etwa 50 ml Wasser zufügen.

4. Den Teig in ein bemehltes Gärkörbchen geben, mit etwas Wasser glatt streichen und an einem warmen Ort etwa 1 Stunde aufgehen lassen.

5. Den Teig auf ein mit Backpapier ausgelegtes Backblech stürzen und die Teigoberfläche mit Wasser bepinseln.

6. Im vorgeheizten Backofen bei 250 °C (Ober- und Unterhitze, auf mittlerer Schiene) etwa 10–12 Minuten backen. Die Temperatur auf 180 °C reduzieren und das Brot weitere 40 Minuten backen. Das fertige Brot sollte hohl klingen, wenn man daraufklopft!

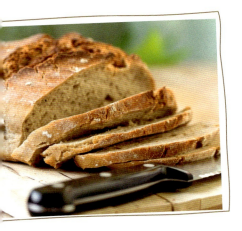

Tipp: Steht kein Gärkörbchen zur Verfügung, so kann der Teig in eine mit Backpapier ausgelegte Brot- oder Kastenform eingefüllt werden. Den Teig darin aufgehen lassen und in der Backform anschließend nach Anleitung abbacken.

Kastanien-Konfitüre

Zutaten

- 1000 g frische Esskastanien
- 1 Vanilleschote
- 1 Zimtstange
- 250 ml Wasser
- 400 g Rohrzucker
- 1 Orange
- 4-6 EL Apfelpektin
- 50 ml brauner Rum

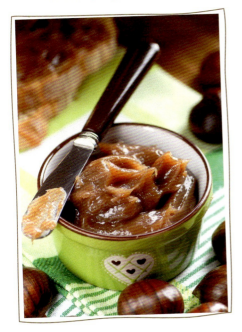

Zubereitung

1. Kastanien kreuzweise einkerben und in einem Topf mit Wasser bedecken. Zusammen mit einer Vanilleschote (ohne Mark) und einer Zimtstange für 30 Minuten gekocht.

2. Sobald die Schalen aufgeplatzt sind, die Maronen kalt abschrecken und von ihrer Schale und dem dünnen Häutchen befreien.

3. Mit Wasser pürieren und mit feinem Rohrzucker und dem Saft einer Orange sowie der geriebenen Orangenschale in einem Topf aufkochen.

4. 4–6 Teelöffel Apfelpektin zugeben (Gelierprobe machen!).

5. Konfitüre mit dem Vanillemark und Rum verrührt und in fest verschließbare und sterile Gläser gefüllt.

Maronisuppe mit Gemüse

Zutaten

- 200 g Maroni (fertig gekocht, geschält und vakuumiert)
- 400 ml Milch
- etwas Gemüse (z. B. Sellerie, Kürbis, Karotte …)
- Gewürze: Salz, Pfeffer, Galgant, Quendel, Beifuß

Zubereitung

1. Kastanien, Kräuter und Gemüse in ca. 200 ml Salzwasser weichkochen.
2. Die Milch zugeben und alles aufkochen lassen.
3. Anschließend pürieren und evtl. nachwürzen.

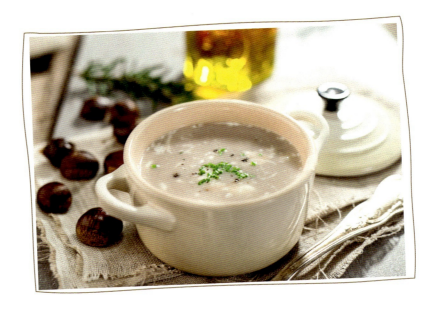

Maronisuppe mit Rotwein

Zutaten

- 200 g Maroni (fertig gekocht, geschält und vakuumiert)
- 2 EL Butter
- 1 EL Rohrohrzucker
- 600 ml Hühnersuppe oder Gemüsebrühe
- 100 ml Rotwein
- ca. 200 ml Sahne
- Gewürze: Salz, Bertram, Galgant, Zimt

Zubereitung

1. Die Kastanien mit Butter und Rohrohrzucker leicht anbraten.

2. Suppe/Brühe und Wein zugießen, die Gewürze zugeben und bei schwacher Hitze 10 Minuten köcheln lassen.

3. Anschließend pürieren und mit Sahne verfeinern, evtl. nachwürzen.

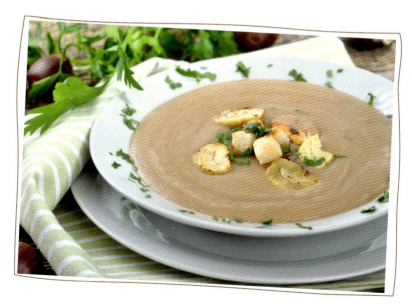

Bandnudeln mit Kürbis und Maronen

Zutaten

Für 4 Portionen

- 200 g rote Zwiebeln
- 1 Butternusskürbis
- 200 g Kräuterseitlinge
- 2 EL Zucker
- 200 g Maronen
- Salz, Pfeffer
- Thymian
- 200 ml Orangensaft
- 100 ml Wasser
- 2 EL Sonnenblumenöl
- 30 g Butter
- 300 g Vollkorn-Nudeln

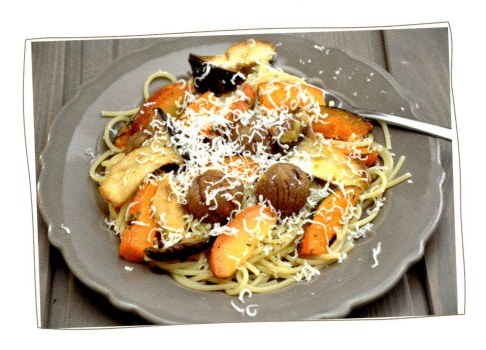

1. Zwiebeln je nach Größe vierteln oder sechsteln. Kürbis längs halbieren, mit einem Löffel das weiche Innere und die Kerne herauskratzen. Kürbis schälen, längs in 2 cm breite Streifen schneiden. Streifen schräg in 2 cm große Stücke schneiden. Kräuterseitlinge putzen und schräg in 1 cm dicke Scheiben schneiden.

2. Zucker bei mittlerer Hitze hellbraun karamellisieren, Kastanien, Kürbis und Zwiebeln unterrühren, mit Salz und Pfeffer würzen. Mit Orangensaft und Wasser ablöschen und zugedeckt bei mittlerer Hitze 10 Minuten garen.

3. Öl erhitzen, Kräuterseitlinge darin bei mittlerer Hitze 3–4 Minuten braten, mit Salz und Pfeffer würzen. 10 g Butter zugeben und unterrühren.

4. Nudeln in reichlich kochendem Salzwasser bissfest garen, in ein Sieb gießen und abtropfen lassen, dabei 150 ml Nudelwasser auffangen.

5. Thymian zum Kürbisgemüse geben. Restliche Butter, Nudeln und Nudelwasser mit dem Kürbisgemüse verrühren und in ca. 2 Minuten bei starker Hitze sämig einkochen lassen, mit Pfeffer würzen.

Tipp: Die Vollkorn-Nudeln können Sie auch durch Kastaniennudeln (siehe Rezept Seite 57) ersetzen.

Putenrollbraten mit Maronenfüllung

Zutaten

Für 4 Portionen

Füllung:
- 1 Karotte
- 1 Stange Staudensellerie
- 200 g Maroni (fertig gekocht, geschält und vakuumiert)
- 1 Schalotte
- 20 g Butter
- 2,5 EL Ahornsirup
- Salz
- Zitronenpfeffer

Rollbraten:
- 1 Bund Suppengrün
- 800 g Putenbrust
- Pfeffer
- 30 g Butterschmalz
- 400 ml Geflügelfond
- 150 g Schlagsahne

Für die Füllung:

1. Karotte und Sellerie fein würfeln. Die Kastanien grob hacken.

2. Schalotte fein würfeln und in heißer Butter glasig dünsten. Karotte, Sellerie und Kastanien dazugeben und mit andünsten.

3. Ahornsirup unterrühren und mit Salz und Zitronenpfeffer abschmecken.

4. Alles mit dem Stabmixer grob pürieren.

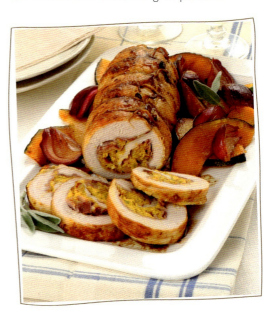

Für den Rollbraten:

1. Suppengrün grob würfeln.

2. Das Fleisch trocken tupfen und mit Salz und Pfeffer von beiden Seiten einreiben. Fleisch mit der Füllung bestreichen, dabei einen Rand frei lassen. Fleisch aufrollen und mit Küchengarn zusammenbinden. Eventuell überflüssige Füllung zum Suppengrün geben.

3. Butterschmalz in einem Bräter erhitzen und das Fleisch darin rundherum scharf anbraten.

4. Suppengrün und Geflügelfond dazugeben und einmal aufkochen lassen. Alles im geschlossenen Topf bei mittlerer Hitze ca. 1,5 Std. schmoren lassen. Fleisch dabei zwischendurch wenden.

5. Braten aus dem Sud nehmen und warm stellen.

6. Suppengrün mit dem Stabmixer im Sud pürieren. Sahne unterrühren und die Soße mit Salz und Pfeffer abschmecken.

7. Fleisch in Scheiben schneiden und mit der Soße anrichten.

Tipp: Lassen Sie sich die Putenbrust vom Metzger zum Rollbraten aufschneiden. So kann zu Hause nichts schiefgehen.

Edelkastanien-Fenchel-Pastete

Zutaten

Für 1 Kastenform

- 600 g Maroni (fertig gekocht, geschält und vakuumiert oder gefroren)
- 200 g Mandeln, gemahlen
- 50 g Dinkel-Semmelbrösel
- 2 Fenchelknollen
- 1 EL Butter
- 1 mittelgroße Zwiebel
- 1 TL Oregano, getrocknet
- 2 Eier
- frischer Thymian, Petersilie, Basilikum
- 1 TL Salz
- Gewürze: je 1 TL Galgant, Muskat, Garam Marsala

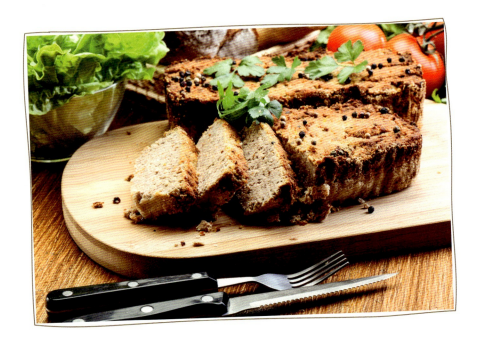

Zubereitung

1. Fenchel in Würfel schneiden.

2. Zwiebel schälen, klein schneiden und im Topf mit der Butter andünsten. Salz, Thymian und Oregano dazugeben und kurz mit dünsten.

3. Wenn die Zwiebeln glasig sind, den Fenchel dazugeben, kurz anschwitzen und dann die Kastanien dazugeben. Mit Wasser aufgießen und bei geschlossenem Deckel ca. 10 Minuten weich kochen.

4. Flüssigkeit abgießen, feste Bestandteile in eine Schüssel geben und mit dem Stabmixer pürieren, bis eine homogene breiige Masse entsteht.

5. Muskat, Garam Marsala, Galgant, Basilikum, Petersilie, gemahlene Mandeln, Dinkel-Semmelbrösel und Eier dazugeben und eine geschmeidige Masse herstellen.

6. Kastenbackform mit Backpapier auslegen, Rand der Backform mit Öl einfetten. Die Masse hineinfüllen und glatt streichen, damit keine Luftlöcher entstehen.

7. Im vorgeheizten Backofen auf mittlerer Schiene bei 220 °C für 30 Minuten backen.

8. Pastete aus der Backform lösen und in Scheiben schneiden.

Tipp: Kann heiß, aber auch kalt gegessen werden. Eignet sich auch als Füllung.

Dinkel-Kastanien-Waffeln

Zutaten

- 200 g Dinkelfeinmehl
- 50 g Kastanienmehl
- 1 Prise Salz
- 1 Prise Bertram
- ca. 400 ml Wasser
- evtl. 1–2 EL zerlassene Butter

Zubereitung

1. Alle Zutaten gut miteinander vermischen.
2. 15 Minuten quellen lassen, anschließend in einem Waffeleisen Waffeln daraus backen.

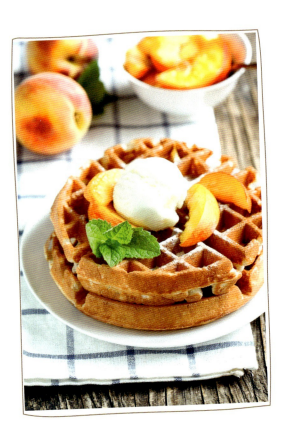

Tipp: Man kann die Waffeln pur essen oder mit Succanat, Marmelade, Kompott, Frischkäse, Sauerrahm oder Joghurt servieren.

Maroniflädchen

Zutaten

- 200 g Maroni (fertig gekocht, geschält und vakuumiert)
- 100 g Vollmilchschokolade
- 100 g Zartbitterschokolade
- 200 g Rohrohrzucker
- 200 g Dinkelfeinmehl
- ca. 150 g Butter
- 1 Packung Vanillezucker oder den Inhalt einer Vanilleschote
- ½ Packung Backpulver
- ca. 3 EL Milch
- 1 Ei

Zubereitung

1. Die weiche Butter mit dem Zucker verrühren. Nach und nach Ei, Vanillezucker, Milch Backpulver und Mehl zurühren. Kastanien und Schokolade zu groben Stückchen hacken und kurz unterheben.

2. Den Teig für wenigstens eine Stunde im Kühlschrank abkühlen lassen.

3. Backblech mit Backpapier belegen und mit einem Löffel kleine Häufchen des Teiges darauf platzieren. Genügend Abstand zueinander einhalten, denn die Teighäufchen verlaufen in der Hitze des Backofens zu kleinen Fladen.

4. Bei 180 °C ca. 8–10 Minuten lang unter Aufsicht backen.

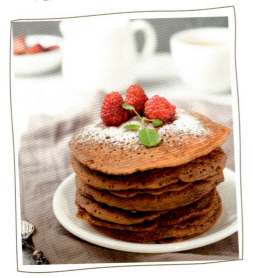

Maronencreme

Zutaten

Für 4 Portionen

- 200 g Maronen (gegart, geschält)
- 200 ml Milch
- 1 Pk. Vanillezucker
- 2 EL Rum
- 150 g rote Weintrauben (kernlos)
- 1 Orange (unbehandelt)
- 100 ml Orangensaft
- 3 TL Honig
- 100 g Schlagsahne

Zubereitung

1. Maronen, Milch, Vanillezucker und Rum in einem Topf aufkochen und 10 Minuten bei milder Hitze zugedeckt köcheln lassen. Mit einem Pürierstab fein pürieren und vollständig abkühlen lassen.

2. Weintrauben längs halbieren. Von der Orange 1 Streifen Schale mit dem Sparschäler dünn abschälen und quer in feine Streifen schneiden. Mit Orangensaft und Honig mischen und über den Trauben verteilen.

3. Schlagsahne halb steif schlagen und in mehreren Portionen unter das abgekühlte Maronenpüree heben. In 4 Dessertgläser verteilen und mit den marinierten Trauben servieren.

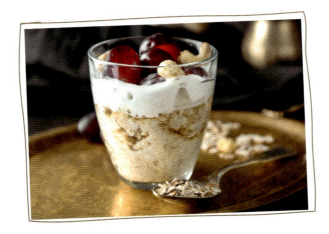

Kastanienschokokugeln

Zutaten

- 100 g Maroni (fertig gekocht, geschält und vakuumiert)
- 30 g Puderzucker
- 25 g Vollmilchschokolade
- 25 g Zartbitterschokolade

Zubereitung

1. Maroni fein hacken und mit dem Zucker mischen.
2. Schokolade schmelzen und der Maronimasse zurühren.
3. Im Kühlschrank abkühlen lassen.
4. Die kühle Masse zu Kugeln formen.

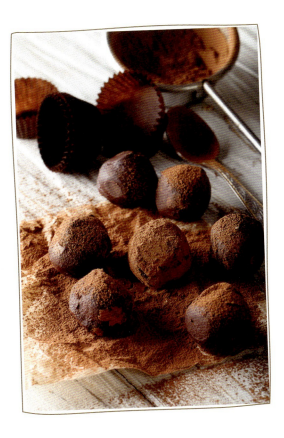

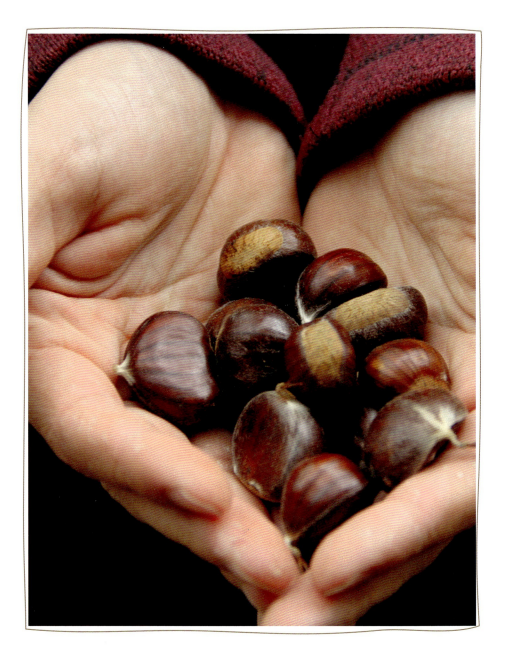

Nachwort

Aufgrund ihrer gesundheitsfördernden Wirkung auf Mensch und Tier und ihrer universellen Verwendungsmöglichkeiten sollte die Esskastanie – wo immer dies möglich ist – verbreitet und gepflanzt werden. Doch Vorsicht! Beim Kauf der Esskastanie sind Verwechslungen aufgrund einer Mehrfachbelegung des Begriffes „Edelkastanie" möglich. So wird in verschiedenen Baumschulen die rot blühende Rosskastanie auch häufig als Edelkastanie bezeichnet. Diese hat aber mit der Esskastanie keinerlei Gemeinsamkeit, denn die Rosskastanie gehört in die Familie der Seifengewächse und ihre Früchte sind für den Menschen ungenießbar. Um also Verwechslungen vorzubeugen, verwenden wir überwiegend die Bezeichnung Esskastanie oder Maroni. Selbst in raueren Lagen kann der Maronibaum an wind- und frostgeschützter Stelle gut überwintern. Auch wenn die Esskastanie in wärmeren Gegenden bis 1000 Jahre und älter werden kann, so wird sie bei uns doch ca. 500 Jahre erreichen. So können auch bei uns viele Generationen über lange Zeit von den Früchten und den Heilwirkungen der Esskastanie profitieren.
Und immer daran denken: Ein Esskastanienbaum steht nicht gern alleine, er hat gerne einen Begleiter, um sich mit ihm auszutauschen und gegenseitig zu befruchten.

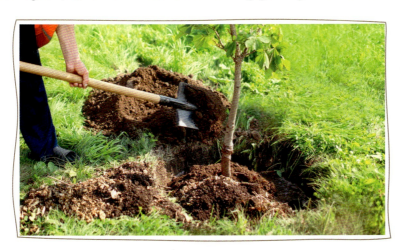

Bezugsquellen für Edelkastanienprodukte

Auch wenn Sie nicht genügend Gartenfläche zur Verfügung haben, um einen eigenen Esskastanienbaum zu pflanzen, müssen Sie nicht auf die Vorteile dieser wertvollen Nahrungsmittel verzichten. Im Handel gibt es eine ganze Reihe von Fertigprodukten aus Esskastanien. Im gut sortierten Naturkostladen oder in Lebensmittelgeschäften werden von Oktober bis Dezember erntefrische Maroni, das ganze Jahr hindurch jedoch fertig gekochte, geschälte und vakuumierte Maroni, getrocknete Maroni, fertige Maronibrotaufstriche, Maronikonfekt, Maroniflocken, Maronenpüree, oder Maronimehl angeboten. Auch in Tiefkühlregalen finden sich Maroniprodukte, wie z. B. Kastanienreis. Wem der Weg in den nächsten Laden zu weit ist, der kann Maroniprodukte auch im Internet bestellen.

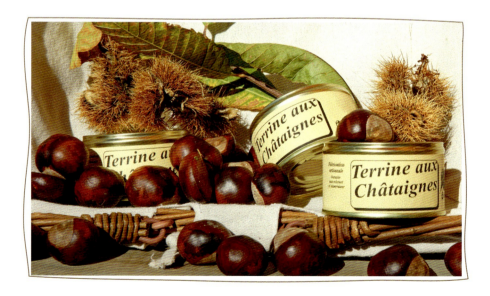

Weiterführende Literatur

Werke der hl. Hildegard:
- „Causae et curae" (lat.), Neudruck durch die Baseler Hildegard-Gesellschaft, Basel 1980
- „Ursprung und Behandlung der Krankheiten" (Übersetzung zu „Causae et curae"), Ortrun Riha, Abtei St Hildegard, Eibingen, Beuroner Kunstverlag 2011
- „Physica" (lat.), Patrologia latina, Band CXCVII, Basler Hildegard-Gesellschaft 1982
- „Heilsame Schöpfung – die natürliche Wirkkraft der Dinge" (Übersetzung zur Physica), Ortrun Riha, Abtei St Hildegard, Eibingen, Beuroner Kunstverlag 2012
- „Das Buch vom Wirken Gottes" (Übersetzung zu: „Liber divinorum operum"), Mechthild Heieck, Abtei St. Hildegard, Eibingen, Beuroner Kunstverlag 2012

Nachschlagewerke und Fachliteratur:
- „Steinbachs großer Pflanzenführer", Gunter Steinbach, Ulmer Verlag Stuttgart, 2011
- „Der neue Kosmos Baumführer", Bachofer, Mayer, Kosmos Verlag 2006
- Publikationen der bayerischen Landesanstalt für Wald und Forstwirtschaft: www.lwf.bayern.de

Allgemeine Literatur:
- „Laudato si", Papst Franziskus, Rom, 24. Mai 2015
- „Hildegard-Pflanzen-Apotheke", Reinhard Schiller, St. Benno Verlag, Leipzig

Register der medizinischen Indikationen

Aufbrausendes Gemüt 32
Arthritis 32
Arthrose 32
Brüchige Gefäße 36, 38
Burn-out 38
Cerebrale Durchblutungsschwäche 36, 38
Denkschwäche 36, 38
Depression 38, 40
Gefäßschwäche 36, 38
Gehörverlust 36, 38
Gicht 32
Hämorrhoiden 42
Herzschwäche 40
Hypotonie 38
Innere Unruhe 32
Jähzorn 32
Körperliche Schwäche 36, 38, 40
Kopfschmerz 36, 38
Leberschwäche 42
Lebervergrößerung 42
Lernschwäche 38
Magengeschwür 46
Magenschmerz 46
Migräne 36, 38
Milzschmerz 44
Nervenleiden 38
Rheuma 32
Schmerzen im Leber-Gallebereich 42
Schwachsichtigkeit 36, 38
Schwermut 32
Sodbrennen 46
Splenomegalie 44
Traurigkeit 38, 40
Unklare Bauchschmerzen 46
Vergiftung bei Tieren 50
Verlust des Geruchs- und Geschmackssinns 36, 38
Verzagtheit 40

Bibliografische Information der Deutschen Nationalbibliothek
Die Deutsche Nationalbibliothek verzeichnet diese Publikation
in der Deutschen Nationalbibliografie; detaillierte bibliografische Daten
sind im Internet über http://dnb.d-nb.de abrufbar.

Bilder:
Cover: © eyetronic/Fotolia.de; S. 6: © karnavalfoto/Shutterstock.com; S. 11: © Fernando Cortés/Fotolia.de; S. 12: © neko92vl/Shutterstock.com; S.15, 45: © Hetizia/Fotolia.de; S. 16: © Robert de Jong/Fotolia.de; S. 17: © Carsten Medom Madsen/Shutterstock.com; S. 18: © mauritius images/united Archives; S. 19: © Angus Gormley/Shutterstock.com; S. 23: © Elizabeth/Fotolia.de; S. 25: © Elena Zajchikova/Shutterstock.com; S. 27: © Comugnero Silvana/Fotolia.de; S. 31: © finecki/Fotolia.de; S. 33: © squirrel7707/Fotolia.de; S. 35: © Denys/Fotolia.de; S. 37: © Ben Harding/Shutterstock.com; S. 39, 55: © M.studio/Fotolia.de; S. 41: © alfonsobernal/Fotolia.de; S. 43, 51, 59: © al62/Fotolia.de; S. 47: © oxxyzay/Fotolia.de; S. 49: © vonWolkenegg/Fotolia.de; S. 53: © PhotoSG/Fotolia.de; S. 54: © sriba3/Fotolia.de; S. 56: © Barbara Pheby/Fotolia.de; S. 57, 70: © Leonid/Fotolia.de; S. 58: © Patrick Daxenbichler/Fotolia.de; S 60: © Daniel Vincek/Fotolia.de; S. 61: © kab-vision/Fotolia.de; S. 62: © A_Lein/Fotolia.de; S. 64: © mauritius images/foodcollection; S. 66: © Sławomir Fajer/Fotolia.de; S. 68: © mauritius images/CuboImages/Anjelika Gretskaia; S. 69: © Elenglush/Fotolia.de; S. 71: © FomaA/Fotolia.de; S. 72: © Adler_Photography/Shutterstock.com; S. 73: © guas/Fotolia.de; S. 74: © Pictures news/Fotolia.de

Besuchen Sie uns im Internet:
www.st-benno.de

Gern informieren wir Sie unverbindlich und aktuell auch in unserem Newsletter zum Verlagsprogramm, zu Neuerscheinungen und Aktionen. Einfach anmelden unter www.st-benno.de

ISBN 978-3-7462-5275-9

© St. Benno Verlag GmbH, Leipzig
Umschlaggestaltung: Rungwerth Design, Düsseldorf
Gesamtherstellung: Arnold & Domnick, Leipzig (A)